Te 3
22 bis

MEMENTO FORMULAIRE

DES

MÉDICAMENTS NOUVEAUX

(Avec une Table alphabétique des indications)

PAR

HENRI SOULIER

PROFESSEUR DE THÉRAPEUTIQUE A LA FACULTÉ DE MÉDECINE DE LYON

MÉDECIN HONORAIRE DES HÔPITAUX DE LA MÊME VILLE

Supplément au « Traité de Thérapeutique et de Pharmacologie. »

DU MÊME AUTEUR

PARIS

G. MASSON, ÉDITEUR

LIBRAIRE DE L'ACADÉMIE DE MÉDECINE

120, BOULEVARD SAINT-GERMAIN.

1895

MEMENTO FORMULAIRE

MÉDICAMENTS NOUVEAUX

(Avec une Table alphabétique des indications)

Abrastol, forme commerciale grossière du saprol.

Acétanilide (v. Antifébrine).

Acétophénétidine (v. Phénacétine).

Acétophénone (v. Hypnone).

Acétylamidosalol, combinaison acétylamidée de l'éther phénylsalicylique, lamelles brillantes, insolubles dans l'eau ; succédané du salol ; même mode d'emploi ; mêmes indications.

Acétyl-phénylhydrazine (v. Pyrodine).

Acide agaricique ou agaricinique (v. Agaricine).

Ac. aseptinique : solution de 5 grs d'acide borique dans 1000 grs d'eau oxygénée (à 5 pour 100), avec ou sans adjonction de 3 grs d'ac. salicylique.

Ac. camphorique, cristaux peu solubles dans l'eau ; antidiaphorétique ; 2 à 6 grs l'après-midi et le soir en cachets d' 1 gr.

Ac. carbolique, syn. d'acide phénique.

Ac. diiodsalicylique : poudre cristalline, douceâtre, très peu caustique. Dosage de l'acide salicylique ; en cachet de 0,50. Existe un diiodsalicylate de soude soluble dans 50 parties d'eau

Ac. gaïacolcarbonique (v. Gaïacol).

Ac. lactique, sirupeux, soluble, contre *diarrhée verte* des enfants, en potion 0,50 à 2 grs.

Aconitine cristallisée : granules d' 1/10 à 1/4 de milligr.; le premier jour ne pas dépasser 2 granules de 1/4 de milligr., 1 le matin, 1 le soir.

Adonidine, glycoside amorphe ; indications de la digitale ; en pilules ou granules d' 1 centigr.; ne pas dépasser 3 *pro die*.

Agaricine (ac. agaricique) ; poudre cristall., à peu près insoluble dans l'eau froide ; contre sueurs nocturnes ; le soir 1 à 2 pil., d' 1 à 2 centigr.

Agathine (salicylaldéhyde-méthylphénylhydrazine), cristaux foliolés, blancs, insolubles dans l'eau ; indications des salicylates ; 3 fois par jour 0,50 en cachet. A rejeter, malgré sa dénomination, comme toute *hydrazine*.

Agnine américaine : probablement obtenue en distillant de la graisse de laine avec de la vapeur surchauffée; renferme trop de graisses libres, jusqu'à 33 pour 100.

Agopyrine : tablettes contenant un mélange de salicine, d'ammoniaque, de sulfate de cinchonine.

Aleurone: matière protéique, d'origine végétale, plus particulièrement embryonnaire, est l'élément principal d'une poudre jaunâtre (aleuronat), avec laquelle on fait un pain ou des biscuits pour les diabétiques.

Algontine de Milan : Mélange antiodontalgique d'acide phénique et de chloroforme ou bien de nitrate de potasse, d'essence de menthe, de teintures de myrrhe et de cannelle.

(Jaune d') alizarine (v. Gallacétophénone).

Allylsulfocarbamide ou Allylthiourée (v. Thiosinamine).

Alumnol : c'est comme un naphtolsulfate d'aluminium ; poudre très soluble, astringente, antiseptique externe. Dose : 1 à 10 pour 100 ; indications du chlorure de zinc.

Alphol : éther salicylique de l'α-naphtol ; analogue au bétol, son isomère, semblable thérapeutiquement au salol ; doses : 0,50 à 2 grs.

Amidobenzol (v. Aniline).

Analgène ou ortho-œthoxy-ana-monobenzoïlamidochinoline ; poudre blanche, insapide, insoluble dans l'eau. *Analgésique ;* en cachet *pro dosi* 0,50, *pro die* 3 à 5 grs.

Analgésine : syn. abandonnée de l'antipyrine.

Anaspaline : mélange de lanoline et de vaseline.

Angine : graisse de laine non dépurée.

Angioneurosine (v. Trinitrine).

Aniline : liquide huileux, peu soluble dans l'eau. *Pro die*, 15 à 20 centigr. contre épilepsie, chorée (v. Couleurs d'aniline).

Antacidine : saccharate de chaux.

Antibactérine : sulfate d'alumine, plus noir de fumée.

Antibenzinepyrine : de composition inconnue ; ajoutée à la benzine pour empêcher qu'elle ne devienne électrisée.

Anticholérine : l'analogue, pour le choléra, de la tuberculine pour la tuberculose.

Antidiphtérine : produit antidiphtéritique analogue aux deux précédents.

Antidysentérine : pilules de pelletiérine, d'extraits de grenadier, etc.

Antifébrine ou acétanilide ; poudre cristalline, peu soluble, en cachets de 0,25 à 0,50 ; *pro die* 1 à 2 grs ; produit facilement la cyanose ; alors la suspendre quoique cette cyanose ne soit souvent pas grave ; *analgésique.*

Antifungine : borate de magnésie ; antidiphtéritique.

Antikamnia, prétendu antipyrétique et succédané de la morphine : ce serait un mélange de bicarbonate de soude 20, antifébrine 70, caféine 10.

Antinervine, salicylbromanilide ; en cachets de 0,50 à 1,50 ; 4 fois par jour.

Antipyrine reste le plus usité des nouveaux *antithermiques analgésiques ;* 2 à 6 grs par jour, par cachets de 0,75 à 1 gr. En cas d'intolérance gastrique, codéine ou eau alcaline, ou l'un et l'autre immédiatement après ; pour quelques-uns son action antirhumatismale ne serait pas moins spécifique que celle du salicylate sodique.

Antinervine ou salicylbromanilide ou salbromalide, poudre ; cachets de 0,50 à 1 gr. 3 à 5 fois par jour ; indications du salicylate de soude.

Antirheumatine : mélange de salicylate sodique et de bleu de méthylène.

Antisepsine-Viquerat : sorte de lymphe iodotrichlorée. On injecte dans un abcès 1 à 2 centimètres cubes d'une solution 1/2 : 100 de trichlorure d'iode ; c'est le sérum exsudé par la poche qui constitue l'antisepsine. Antisepsine est aussi syn. d'asesine.

Antiseptine : sulfate de zinc 85, iodure de zinc 2,5, thymol 2,50. ac. borique 10.

Antiseptol ou iodosulfate de cinchonine ; renferme 50 d'iode : 100 ; poudre brune, sans odeur, insoluble dans l'eau, soluble dans l'alcool ; peut remplacer l'iodoforme.

Antispasmine, combinaison d'une molécule de narcéinenatrium et de 3 molécules de salicylate de soude. Poudre blanchâtre, alcaline, contenant 50 pour 100 de narcéine, sédatif de la toux de nulle importance.

Antithermine, lévulinate de phénylhydrazine; l'oublier comme toute hydrazine.

Antitoxine substance supposée présente dans le sérum immunisateur ou curateur (sérothérapie).

Apocodéine : est chimiquement à la codéine ce qu'est l'apomorphine à la morphine ; mais, par contre, loin de devoir être rapprochée physiologiquement et thérapeutiquement de l'apomorphine expectorante et vomitive, aurait simplement les propriétés de la codéine. Dose : 0,02 à 0,04.

Aponyine ou Benzophénonéide, succédané français de l'auramine ; jusqu'à nouvel ordre ne pas les confondre.

Aquozone : solution aqueuse d'oz., 2 pour 100, + hypophosphites.

Argentamine ; solution de 10 parties de phosphate d'argent, dans une solution contenant 10 parties d'éthylènediamine pour 100 d'eau. Pareille solution n'est précipitée ni par le chlorure de sodium, ni par les solutions albumineuses ; aussi atteint-elle plus facilement le gonocoque profondément situé ; solution à 1 : 5000 à 4000 pour l'urètre antérieur; à 1 : 1000 pour l'urètre postérieur.

Aristol ou biiodbithymol : poudre chocolat, sans odeur ; insoluble dans l'eau. soluble dans l'huile, un peu moins iodé que l'antiseptol ; même usage,

Asaprol ou éthersulfurique du β-naphtol, à l'état de sel calcique ; poudre d'un blanc rosé, inodorante, amère, puis douceâtre ; très soluble dans l'eau ; antisepticité du salicylate de soude ; mieux supportée qu'icelui par l'estomac : antithermique, analgésique dans le rhumatisme articulaire aigu ou non, l'influenza, l'asthme. Dose : de 1 à 10 grs, 6 en moyenne, par jour; cachet de 1 gr. et mieux encore en solution : eau, tisane, café, etc.

Asepsine, parabromacétanilide : poudre insoluble dans l'eau. Antiseptique inusité, appelé quelquefois antisepsine.

Aseptol ou sulfocarbol ou acide sozolique (acide orthophénol-sulfonique), sirupeux, d'odeur piquante qui disparaît dans la solution usitée, 10 : 100 ; antiseptique externe.

Auramine ou *pyoctaninum aureum*, plus employée que le *p. cœruleum* ou violet de méthyle ; jaune, soluble dans l'eau comme ce dernier ; l'un et l'autre en solution antiseptique à 1 pour 1000 ou 1 pour 100. Contre tout cancer viscéral, 3 pil. par jour, renfermant chacune 0,06 d'auramine ; contre le cancer du rectum, en outre, suppositoire renfermant la même quantité d'auramine (v. Apyonine).

Benzanalgène : syn. d'analgène.

Benzanilide ou benzoïlanilide, insoluble dans l'eau ; en poudre avec du sucre 0,10 à 0,50 ; antipyrétique de l'enfance.

Benzoate de soude et de caféine (coffeinum natrio-benzoïcum), sel allemand renfermant 44 pour 100 de caféine, soluble dans 2 parties d'eau froide.

Benzonaphtol (benzoate de β-naphtol), cristaux, inodores, insapides, insolubles dans l'eau, peu solubles dans l'alcool ; antiseptique interne, en cachets ou suspendu dans un julep gommeux. *Pro die* 2 grs, enfant; 5 grs, adulte; *pro dosi* 0,50.

Benzosol ou benzoylgayacol ou benzoate de gayacol, poudre blanche, inso-luble 1 à 3 grs *pro die*, en cachet, de 0,50 à 1 gr. Antiseptique int.

Bétol ou naphtalol (salicylate de β. naphtol) ; cristaux blancs, insolubles, insapides ; 2 à 5 grs par jour, en cachets de 0,50 à 1 gr; antiseptique, antirhumatismal. Us. int.

Biiodbithymol (v. Aristol).

Bismuth Iorétiné (v. Loretine).

Bismuth (Oxyiodure de) : propriétés de l'iodoforme.

Bismuth (Pyrogallate de) : non caustique comme l'acide pyrogall., soluble dans les liquides alcalins; conserve les propriétés réductrices de l'acide. Comme modificateur des voies digestives, à essayer ; son dosage non encore fixé.

Bleu de méthylène, poudre verte 0,1 *pro dosi*, 0,5 *pro die;* antimalarique et antinévralgique.

Bromamide : bromhydrate de bromaniline (?).

Bromchlore (v. Chlorobrome).

Brométhylformine : dérivé du formol ; bromure organique pouvant être mieux supporté que les bromures inorganiques.

Brome solidifié : briquettes de silice bromées abandonnant leur brome à l'air.

Bromoforme, liquide incolore, odeur agréable, peu soluble dans l'eau : V à XX gouttes par jour.

Bromol ou phénol tribromé, poudre, presque insoluble dans l'eau ; antiseptique ext. et int.; peu étudié.

Bromophénol (ortho) ; pommade 1 à 3 pour 100 ; frictionner les surfaces érysipélateuses 1 minute 2 fois par jour (v. Chlorophénols).

Cactus grandiflorus sous la forme d'extrait fluide ; X à XXX gouttes, 3 ou 4 fois par jour; dit succédané de la digitale comme cardiaque.

Caféine : pour inj. hypodermique solution au cinquième avec salicylate ou benzoate de soude et caféine part. eg.; dissoudre à chaud.

Caféine-chloral : en injection hypodermique de 0,20 à 0,30 en solution aqueuse, serait purgative ; à dose double ou triple serait efficace contre le *rhumatisme articulaire aigu* ; c'est un sédatif nervin : solution pour injection : caféine-chloral 1, eau dist. 4.

Caféine sulfates (v. Symphorol).

Caféine sulfonates de sodium ou de lithium ou de strontium. (L'acide sulfoni-que SO^2OH supprimerait l'action vaso-constrictive de la caféine, d'où l'incertitude de l'effet diurétique de cette dernière).

Camphar : sol. de camphre dans alcool à 50 pour 100 avec excès de camphre.

Camphoïde : pyroxyline 1, camphre et alcool *aa* 20 ; usage du collodion.

Cancroïne : solution aqueuse de neurine, plus un peu de phénol et d'acide citrique, prétendu spécifique du cancer.

Carbonate d'éthyle (v. Uréthane).

Carbonate de gayacol (v. Gayacol).

Cardine : extrait du cœur de bœuf.

Carvacrol (Iodure de) : prétendu succédané de l'iodoforme. Le carvacrol est une modification isomér. du carvol, lequel existe dans l'essence de carvi.

Cascara sagrada (Poudre de) 0,50 à 0,75, en cachet.

Cathartine, ou acide cathartinique (v. t. II, d. ma Thérap, p. 383), principe actif du séné, purge à la dose de 0,15.

Cérébrine : extrait de substance cérébrale.

Chélène ou Kélène : chlorure d'éthyle.

Chlorobrome : préparation anglaise, préventive du mal de mer ; une cuillerée à bouche les 3 premiers soirs ; contre le mal de mer établi, une cuillerée à café toutes les dix minutes, 4 à 6 fois.

Chloralamide ou chloralformamide, cristaux blancs solubles dans 10 pour 100 d'eau froide, indication du chloral, mêmes dosage et modes d'administration.

Chloralantipyrine (v. Hypnal).

Chloralose ou combinaison de chloral et de glucose, cristaux peu solubles dans l'eau, 0,50 à 1 gr. par jour, par cachet de 0,25, action du chloral.

Chloroforme Pictet et salicylide-chloroforme. Le 1er, obtenu en faisant cristalliser le chloroforme ordinaire par congélation et sous pression. Le résidu de la préparation arrête la respiration plus rapidement que le chloroforme purifié lui-même, mais hypodermiquement ce résidu est moins toxique. — Le chloroforme obtenu en distillant les cristaux de *salicylide-chloroforme* serait encore plus pur.

Chlorol : solution de sublimé et de sulfate de cuivre.

Chlorophénols : l'orthochlorophénol et le parachlorophénol actifs contre l'érysipèle, en pommade 1 à 3 pour 100 ; frictionner les parties atteintes une minute, deux fois par jour ; parachlorophénol également injectable hypodermiquement à 1 pour 100.

Chlorure d'éthyle, liquide s'évaporant à 15°, renfermé dans des tubes ; la pointe cassée, la chaleur de la main suffit à la vaporisation du liquide ; analgésique local.

Chloryle : mélange des chlorures de méthyle et d'éthyle.

Compound liquid-Richardson : solution saturée de chlorure de méthyle dans le chloroforme : hypnoanesthésique.

Condurango blanc, contre le cancer de l'estomac, soit en décoction, 15 grs pour 360, réduire à 180, deux à trois cuillerées par jour, soit sous la forme de vin, 1 à 2 cuillerées à soupe par jour.

Cornutine (ergot de seigle), 5 milligr. à 1 centigr., comme hémostatique.

Coryl, mélange de chlorure d'éthyle et de chlorure de méthyle ; anesthésique local, encore liquide à 0°.

Couleurs d'aniline (v. pyoctanines et bleu de méthylène).

Crelium : savon crésolé.

Crésylol ou **métacrésol** ou acidum cressylicum (crésol le plus important), liquide faiblement caustique, d'odeur créosotée, contenu, d'ailleurs, dans la créosote ; moins toxique que l'acide phénique.

Créoline ou **Crésyl** abonderait en crésols ; pour le pansement des plaies, eau créolinée à 5 ou 20 pour 1000.

Créosotal, carbonate de créosote pouvant remplacer le carbonate de gayacol, sirupeux, d'un brun clair, insoluble dans l'eau, se prescrit en capsules.

Crésine ou **Krésine** (crésoxylacétate de sodium), liquide brun, très soluble, 25 pour 100 de crésols ; sol. 1/2 à 1 pour 100 pour pansement antiseptique, à rapprocher de la créoline.

Crésyl (v. Créoline.)

Cristalline, fulmi-coton 5, alcool méthylique pur 20, acétate d'amyle pur 75. Sorte de collodion s'évaporant avec lenteur, transparent ; l'odeur en est malheureusement désagréable. *Cristall. élastique* : cristalline 20, huile de ricin 4, baume du Canada 10. *Vernis blanc* : crist. 30, huile de ricin 4.

oxyde de zinc 8.. La cristalline dissout facilement le pyrogallol, l'acide salicylique, la chrysarobine, le sublimé, etc.

Cytisine (Nitrate de) : vaso-constricteur sans action sur le cœur; 0,003 en injection hypodermique, contre la migraine vaso-paralytique.

Dermatol, sous-gallate de bismuth, poudre jaune verdâtre, inodore ; cicatrisant, antiseptique ext. et int. ; ni toxique, ni irritant, insoluble. Indications et dosage du s.-nitr.-bismuth ; *intus* ne pas dépasser 0,50 *pro dosi*.

Desinfectine : résidu distillatoire des naphtols non dépurés, dilué dans l'eau après addition de potasse caustique.

Désinfectol analogue à la créoline et au lysol, en émulsion 2 à 5 pour 100.

Dextro (rechtes) cocaïn : syn. d'isococaïne.

Dextrosaccharine : saccharine 1, glycose 1000 à 2000, prétendu équivalent du sucre de canne.

Diabétine : syn. de lévulose, que l'organisme diabétique peut utiliser.

Diaphtérine ou oxyquinaseptol (combinaison d'oxyquinoline et d'aseptol), poudre jaune, facilement soluble dans l'eau. Antiseptique externe, non toxique, désodorisant, ne coagulant pas l'albumine en solution 1 pour 100, jaunissant instruments, mains, ongles, lorsque le sublimé a été ou est concurremment employé ; aussi n'employer, en même temps que la diaphtérine, que des lavages boriqués.

Diéthylènediamine (v. Pipérazine).

Diéthylsulfone-diméthylméthane (v. Sulfonal).

Diéthylsulfone-diéthyléthane (v. Tétronal).

Diéthylsulfone méthyléthylméthane (v. Trional).

Digitalinum-verum, nouvelle digitaline allemande, jusqu'à 15 millig. *pro die;* même à haute dose, inférieure soit à la digitaline française, soit à l'infusion de feuilles de digitale.

Diiodoforme ou tétraiodure d'éthylène, réprésente 2 d'iodoforme avec perte de 2 d'acide iodhydrique. Toutes les propriétés de l'iodoforme moins l'odeur ; le conserver dans l'obscurité.

Diméthyléthylcarbinol (v. Hydrate d'amylène).

Diméthylphénylpyrazolone (v. Antipyrine).

Diméthylxanthine (v. Théobromine).

Dithion : mélange des 2 dithiosalicylates sodiques I et II.

Dithiosalicylate de soude, poudre, deux à 4 fois par jour 0,20 en cachet ; indications du salicylate de soude, semble mieux toléré par l'estomac.

Diurétine : salicylate de théobromine et sodium ; poudre blanche. — Diurétine 5-7, eau 90, eau de menthe 100, sirop 10 à prendre en 24 heures. *Benzoate de diurétine* : théobromine sodique plus benzoate sodique.

Duboisine (Sulfate de), une de ses nouvelles indications est la *paralysie agitante;* sulf. de duboisine 0,01, eau dist. 10 ; X à XV gouttes pour commencer, c'est-à-dire 1/2 à 3/5 de milligr.

Dulcine ou **Sucrol**, dérivé de la p-phénétidine (la phénacétine est la p-acéto-phénétidine), concurrent de la saccharine, un peu moins sucrante cependant que celle-ci, mais plus agréable ; jusqu'à nouvel ordre s'en défier.

Emulsine : matière huileuse, émulsive ; l'émulsion est détruite par les acides, les sels métalliques ; sert à émulsionner les insecticides.

Epidermine, mélange, préparé à chaud, à parties égales de cire, de gomme arabique très finement pulvérisée, d'eau distillée et de glycérine; c'est une masse semi-fluide, laiteuse, dans laquelle on peut incorporer sublimé, résorcine, tuménol, oxyde de zinc, oxyde de plomb, iodoforme, etc. ; elle se dessèche rapidement en pellicule mince, très adhérente.

Ergotine (Gallate de) : extrait d'ergot plus acide gallique.

Ethoxycaféine ou æthoxycoffeïne : caféine dans la constitution de laquelle entre le groupement éthoxyle OC^2H^5 ; poudre cristalline, soluble dans l'eau. Cachet de 0,25 ; ne pas en donner plus, sous peine de vertige, de nausée : contre la migraine.

Ethyluréthane, syn. d'uréthane.

Eulyptol : acide salicylique 6, acide phénique 1, essence d'eucalyptus 1.

Euphorine ou **Phényluréthane**, antiseptique externe, astringent, non irritant ni toxique, poudre très peu soluble dans l'eau ; mêmes indications que le dermatol et l'iodoforme ; peut être employée pure, a été également prescrite *intus*, de 0,2 à 0,4, en cachet, trois fois par jour pour remplacer le salicylate de soude.

Europhène ou iod-iso-butyl-orthocrésol, poudre jaune, insoluble dans l'eau, 28 pour 100 d'iode ; prétendu succédané de l'iodoforme ; mêmes dosages que celui-ci, non toxique.

Exalgine ou Méthylacétanilide, cristalline, presque insoluble dans l'eau froide, antinévralgique. *Pro die*, une à trois cuillerées à bouche de : exalgine 2,50 ; alcool de menthe 15 ; eau 120 ; sirop de sucre ou de gomme 30 grs. Dose quotidienne 0,25 à 0,50.

Exodine, mélange de antifébrine 90, salicyl. de soude 5 ; bicarb. de soude, 5

Fabiana imbricata (v. Pichi).

Ferratine, combinaison organique ferrosodique préparée avec le foie du cochon ; poudre brun rouge, soluble dans l'eau, que l'on peut prendre avec le lait ou tout autre aliment (éviter les acides) ; 1 à 1,50 *pro die* chez les adultes.

Formaline (v. Formol).

Formanilide, homologue inférieur de l'antifébrine ; de par sa constitution, antipyrétique et antinévralgique. Dose 0,15 à 0,25 ; 2 ou 3 fois dans la journée. En inj. hypoder. sa sol. au 50° est plus analgésiante que celle de l'antipyrine.

Formol ou formal (aldéhyde formique), antiseptique externe. La *formaline* est une solution à 40 pour 100 de formol ; une cuillerée à café de cette solution à 40 pour 100 dans un litre d'eau pour l'usage externe (vaginite, métrite).

Fructose (v. Diabétine).

Gaïacol (éther méthylpyrocatéchine) ; phénol important de la créosote (v. Créosotal) ; liquide difficilement soluble dans l'eau, employé récemment en badigeonnage, comme antipyrétique externe, à la dose seulement de 0,50 à 2 grs. Les indications int. du g. sont celles de la créosote ; à 1 gr. *pro die* en 4 fois. — *Carbonate de gaïacol*, poudre incolore, insoluble dans l'eau ; 0,20 à 0,60 *pro die* en cachet. — *Benzoate de gaïacol* ; mêmes caractères physiques que le précédent ; doses 5 fois plus considérables.

Gallacétophénone (trioxyacétophénone) ou jaune d'alizarine ; poudre soluble difficilement dans l'eau froide, facilement dans l'eau chaude ; en pommade au 10°, pour remplacer le pyrogallol dont il dérive ; il est moins toxique, mais agit plus lentement parce qu'il est moins avide d'oxygène.

Gallal, gallate d'aluminium.

Gallanol ou anilide de l'acide gallique ; c'est comme un gallate d'aniline ; cristaux incolores, peu solubles dans l'eau froide, facilement solubles dans l'eau chaude. Réducteur, antiseptique. Psoriasis, eczéma sont ses principales indications ; 0,50 à 3 grs : 30 grs d'axonge, de vaseline, etc.

Gallobromol ou acide dibromogallique ; cristaux peu solubles dans l'eau froide, facilement solubles dans l'eau chaude ; sédatif nervin (chorée, épilepsie) 0,5 à 5 grs *pro die ;* antiblennorragique à 2 pour 100 en injection.

Gelsemium (Teinture de), précieuse contre la *céphalalgie neurasthénique* à la dose de XV à XXV gouttes par jour.

Glycérophosphates de soude, de chaux, de potasse, de fer ; dose *intus* 0,20 à 0,40 par jour — 1° solutions pour injections hypodermiques ; 2° solutions pour administration *per os ;* toniques nervins.

Hamamelis virginica (Teinture de), V à XX gouttes 2 à 5 fois par jour dans un peu d'eau sucrée comme hémostatique, surtout en gynécologie.

Headine : mélange anglais d'antifébrine et de bicarbonate sodique.

Hélénine ou camphre d'aunée (Alant-Kampher) : poudre cristalline; 1 centigr., dix fois par jour en pilules ; l'hélénol Korab est probablement une solution alcoolique (1 : 5) d'hélénine ; trois fois par jour, V gouttes. Antiseptique, sédatif de la toux, tuberculose.

Hémalbumine : poudre soluble dans l'eau chaude, dite renfermer tous les sels et albuminoïdes du sang moins la fibrine.

Hémol (poudre noire brune) et *hémogallol* (poudre rouge brune) ; le 1er est une combinaison de zinc et de matière colorante du sang, le 2e est obtenu par l'action réductrice du pyrogallol sur la matière colorante ; 0,10 à 0,50, 3 fois par jour en cachets ou incorporés à des tablettes de chocolat.

Hémostatine : extrait du thymus de veau contenant de la soude, plus du chlorure de chaux et de la soude caustique.

Hydracétine (v. Pyrodine).

Hydrastis canadensis : teinture au 10e, XX à XXX gouttes, hémostatique utérin; employer l'*hydrastinine*, préférablement à l'hydrastine, en injection hypodermique : chlorhydrate d'hydrastinine, 1 gr. eau distillée 10 (v. mon traité, t. II, p. 59), une demi à une seringue Pravaz. L'hydrastinine est l'hydrastine oxygénée.

Hydroxylamine : cristaux solubles dans l'eau. Dermatique réducteur en solution 1 : 1000 ; lupus, pityriasis, psoriasis.

Hyoscine du commerce constituée par de la scopolamine (v. plus loin).

(Pseudo) hyosciamine, serait supérieure à l'atropine et à la duboisine ; la dose en serait plus élevée.

Hypnal (Chloralantipyrine) ; poudre cristall., peu soluble dans l'eau ; 1 gr. en cachets, le soir en se couchant ; action plus rapide que celle du chloral.

Hyposulfite double de potassium et de mercure : prétendu succédané du sublimé pour injection hypodermique. Hyposulfite 0,25, eau distillée 10, une demi-seringue Pravaz en une fois.

Hypnone ou acétophénone ; liquide incolore, irritant : 0,20 à 0,50 en capsules, contre l'insomnie.

Iatrol, oxyiodo-méthylanilide, prétendu succédané de l'iodoforme.

Ichthyol ou sulfoichthyolate d'ammoniaque, liquide sirupeux, clair, rouge brun, soluble dans l'eau ; c'est un dermatique réducteur (v. ma Thérapeutique) sulfuré, *Intus* 0,25 *pro dosi,* 1 gr. *pro die* enrobé avec du sucre (en cachet), ou en capsules ; us. ext. : pommade au 10e ; maladies de la peau, urticaire, rhumatisme, névrose.

Ichthyol allemand, syn. de thiol.

Indigo finement pulvérisé, 4; onguent simple, 30; contre ulcère.

(Acide) iodobenzoïque ou iodosobenzoïque : prétendu succédané de l'iodoforme.

Iod-isobutyl-orthocrésol (v. Europhène).

Iodocaféine : caféine + iod. de sod. : cardio-diastoligène, augmente moins la pression sanguine que l'iodothéobromine, mais l'augmente plus que la caféine ; ainsi de l'action diurétique. De même que pour l'iodothéobromine, il existe une véritable combinaison chimique iodo-alcaloïdienne qui n'est pas un simple mélange. Dose : 0,50 à 3 grs *pro die*. Rétrécissement mitral.

Iodol (pyrrol tetraiodé) : poudre cristalline, jaune, très peu soluble dans l'eau. *Intus :* 0,1 — 0,2 et plus en pilules ; *extra :* en nature ou en pommade ou en solution glycéro. alcool. au 10ᵉ : indications de l'iodoforme.

Iodoline : chloroiodure-chinoline-chlorméthylat.

Iodophénine ou iodphénacétine : véritable combinaison chimique.

Iodothéine : théine (?) plus iodure de sodium.

Iodothéobromine : mélange de théobromine et de iod.-sod. ; supérieur à l'iodocaféine comme systoligène, diurétique, élévatrice de la pression sanguine : insuffisance aortique ; 0,50. à 3 grs *pro die*.

Iodpyrine ou iodantipyrine : véritable combinaison chimique.

(Tri)iodure de caféine ou iodhydrate de diiodcaféine : bon agent iodique.

Izal, liquide huileux, retiré de la houille, donnant avec l'eau une émulsion ; à rapprocher de la créoline.

Jurubèbe (Extrait de) ou *solanum paniculatum*, stomachique des dyspepsies symptomatiques ; 1 à 3 grs par jour sous forme pilulaire.

Jambul : graines pulvérisées du syzygium jambolanum, *pro die* jusqu'à 20 ou 40 grs, ou sous la forme d'extrait fluide 40 à 100 grs, contre diabète.

Jaune d'alizarine (v. Gallacétophénone).

Katharine : tétrachlorure de carbone.

Kéléne (v. Chélène).

Lactique (Acide) (v. Acide lactique).

Lactol ou **lactonaphtol**; éther lactique du β-naphtol; insapide, désinf. intestinal.

Lactopeptine prétendu spécifique des dyspepsies gastro-intestinales. Composition : lactose 240, pepsine 48, pancréatine 36, diastase 3, acides chlorhydrique et lactique *aa* 4.

Lactophénine analogue de la phénacétine ; tandis que celle-ci est une acétophénétidine, celle-là est une lactophénétidine. Cristaux peu solubles dans l'eau. Les doses de 0,60 sont remarquablement antipyrétiques; 1 gr. est hypnagogue. Très peu d'accidents à craindre.

Lanaïne : graisse de laine dépurée, neutre ; fond à 36°.

Lanoline, graisse visqueuse, dérivée du suint ; l'adjoindre à la vaseline ou à l'axonge ; favoriserait la pénétration du principe actif dans les couches profondes de l'épiderme.

Légumine ou caséine végétale provenant des semences de légumineuses; base de biscottes convenant aux dyspeptiques et aux diabétiques.

Lévulose (v. Diabétine).

Lithium (Salicylate de); mieux supporté par l'estomac que le carbonate de lithium; remarquablement diurétique ; 0,50 centigr., 2 fois par jour.

Lithiumdiurétine : théobromine lithinée plus salicylate de lithium.

Lithiumdiurétine (Benzoate de) : théobromine lithinée + benzoate de lithium.

Lorétine ou acide iodoxyquinolinsulfonique; poudre jaune, inodorante, insol. dans l'eau ; succédané de l'iodoforme; mêmes dosage et mode d'emploi.

(Bismuth) lorétiné, ou lorétinate de bismuth ; même usage externe que la lorétine ; antidiarrhéique à la dose de 0,50 en cachet, plusieurs fois par jour ; 5 grs environ *pro die*.

Losophane (triiodmétacrésol) : poudre soluble ; en solution 1 à 2 pour 100, en pommade 3 pour 100 ; contre *ulcères* des jambes, psoriasis, dermatoses.

Lycétol on tartrate de diméthylpipérazine ; mêmes actions diurétiques et urolytiques, même dosage que la pipérazine.

Lysidine, poudre analogue de constitution et de propriété avec la pipérazine ; plus urolytique qu'elle ; 3 à 5 grs dans de l'eau gazeuse glacée.

Lysol, mélange savonneux de crésols ; liquide brun, d'odeur désagréable de créosote ; sol. 1 pour 100 pour la désinfection des mains et du champ opératoire ; 20 pour 100 pour le traitement des dermatoses (v. Solvéol).

Magnésie (Salicylate de) : poudre cristalline, soluble dans 1 à 10 d'eau ; antisept. intest. légèrement purgatif : 1 à 6 grs *pro die*, fièvre typhoïde.

Malakine ou **Malacine** (salicyl. p. phénétidine) ; cristaux en aiguilles, jaune-clair, insolubles dans l'eau ; *pro dosi* 0,50 à 1 gr. en oblat ; *pro die* 4 à 6 grs ; antirhumatismal, antipyrétique.

Malléine, v. Tuberculine.

Menthe (Essence de) : inhalation continuelle de cette essence, en même temps qu'*intus* une solution alcoolique de créosote, de glycérine et de chloroforme avec adjonction d'essence de menthe 1 pour 100, contre la tuberculose pulmonaire.

Menthol poudre cristalline, peu soluble dans l'eau ; en cachets 0,25 à 0,50, 2 par jour ; pour l'us. ext,, crayons antimigraineux, antiprurigineux ; adjuvant ou en nature sous forme de poudre à priser dans l'ozène.

Menthol (Carbonate de) : Inodorant, insapide, n'excite pas les muqueuses.

Mentholine : Menthol, poudre de café, de lactose : coryza.

Méthacétine (paraoxyméthylacétanilide) ; cristaux incolores, très solubles dans l'eau froide ; mêmes indications, mêmes doses que la phénacétine.

Méthylacétanilide (v. Exalgine).

Méthylène anglais (Méthylène chlorid-Richardson) : 4 volumes chloroforme, plus 1 volume alcool méthylique.

Microcidine ou naphtolate de soude ; poudre blanc-grisâtre, soluble dans l'eau ; ni caustique, ni toxique ; us. ext. ; 3 à 5 pour 1000.

Migrainine : mélange d'antipyrine, d'acide citrique, de caféine. La dose est de 1 gr. dissous dans l'eau ; 1 à 3 fois par jour, toutes les 2 heures.

Morrenia (v. Tasi).

Morvine : retirée des cultures virulentes du microbe morveux, au lieu d'être, comme la malléine retirée des cultures stérilisées ; une dose bien inférieure à celle de la malléine produit, chez le cheval morveux, la réaction caractéristique, et des doses croissantes peuvent immuniser le cheval sain.

Myrtol : essence composée ; en capsules gélatineuses de 0,15 : désinfectant et désodorisant : bronchite putride, gangrène pulmonaire.

Naphtalol (v. Bétol).

Naphtols : β-*naphtol*, le plus employé, celui donné en l'absence de désignation, presque insoluble dans l'eau ; *intus* en cachets *pro dosi* 0,25 à 0,50 ; *pro die* 2 à 2,50 ; antiseptique intestinal.

α**Naphtol**, plus toxique que le précédent ; à tort, donné aux mêmes doses.

Nasrol : caféino-sulfonate de soude.

Neurodine (acétyl-p-oxyphényluréthane) ; poudre cristalline peu soluble ; 1 gr. à 1,50 en 6 cachets ; à prendre dans la journée, comme antinévralgique, anticéphalique. Comme antitherm., la thermodine convient mieux.

Nitroglycérine (v. Trinitrine).

Œsypus : ancêtre de la lanoline.

Oléocréosote *(creosotum oleinicum)*, mélange d'éther, de créosote et d'acide oléïque oléagineux, 35 : 100 de créosote; 3 à 10 grs *pro die* en émulsion (jaune d'œuf) ou dans de l'huile de foie de morue. L'*oléogaïacol* est similairement un mélange d'éther de gaïacol et d'acide oléique.

Orexine (phényldihydroquinazoline): ce mot désigne le chlorhydrate d'orexine auquel doit être préféré l'orexine-base ou *orexinum basicum* ; poudre peu soluble dans l'eau ; en cachet ou dans du bouillon 0.10 à 0,30; *pro die* 0,50 ; stomachique apéritif.

Oxychinaseptol : (v. Diaphtérine).

Ozone en inhalations; grâce aux nouveaux générateurs d'ozone, l'attention est appelée de nouveau sur le traitement de la phtisie pulmonaire par les inhalations gazeuses.

Papaïne du *carica papaya :* poudre légère, blanc jaunâtre, dissolvant de l'albumine coagulée. A la dose de 0,30 à 0,50 dans un peu d'eau, immédiatement après un repas carné; accélère la digestion gastrique ralentie (dyspepsie, cancer, gastrectasie). Toutes les fois que l'on veut dissoudre une fausse membrane directement accessible (diphtérie), on peut recourir à une solution de papaïne à 1 : 20.

Paraforme : polymère du formal; poudre blanche, cristalline, insoluble dans l'eau ; au-dessous de 3 grs constiperait; de 3 à 5 grs, purgatif léger; antiseptique intestinal.

Paraldéhyde : liquide d'odeur suffocante; soluble; à essayer contre l'insomnie des aliénés; 2 à 5 grs en potion ou en lavement.

Pental (triméthylétnylène) ; nouvel hypnoanesthésique, inflammable, très volatil ; odeur d'essence de moutarde ; sans avenir.

Phédurétine, dérivée du phénol; poudre cristalline, insapide, très peu soluble. Antimigraineuse et diurétique. Cachets de 0,50 à 1 gr., 2 fois par jour.

Phénacétine (paraacétphénétidine), poudre cristalline, presque insoluble. Dose moitié moindre quel 'antipyrine ; en cachets 0,25 à 0,75 centigr. ; mêmes indications.

Phénatol américain : composition : antifébrine, bicarb. de sod., sulfate sod., chlor. sod., succinate de caféine.

Phénocolle hydrochlorée ou chlorhydrate d'amido-acét-paraphénétidine ; donc à rapprocher de la phénacétine. Cristaux solubles dans l'eau. *Intus* : 0,25 à 1 *pro dosi*, *pro die* 5 grs. Bon antipyrétique; serait le meilleur antimalarique après la quinine. *Eau antigoutteuse* : Phénocolle et pyperazine *aa* 1 dans environ 100 grs de soda water (bicarbonate de soude 1, eau 650).

Phénol syn. d'acide phénique ; à tort souvent en France détourné de sa véritable signification scientifique.

Phénols camphrés. Remarquer que les phénols et leurs dérivés solides (résorcine, naphtols, acide salicylique, salol) produisent avec le camphre des mélanges liquides.

Phénosalyl : mélange d'acide phénique 9, acide salicylique 1, acide lactique 2, menthol 0,10, eucalyptol et essence de Wintergreen, *aa* 0,50. Liquide incolore, odeur agréable, soluble dans l'eau à la dose de 7 pour 100; antiseptique énergique ; ni toxique, ni irritant. Doses: 1 pour 100 et plus pour injections, lavages ; miscible aux graisses. Aujourd'hui le phénosalyl n'est qu'un mélange d'acides phénique, salicylique, lactique, benzoïque.

Phénylamine : syn. d'aniline.

Phényldihydroquinazoline (v. Orexine).

Phényldiméthylpyrazolone (v. Antipyrine).

Phényluréthane (v. Euphorine).

Photoxyline ou cellulose trinitrée (coton-poudre ou pyroxyline) préparée avec soin, donne à la dose de 5 parties pour alcool et éther *aa* 50 parties, un collodion supérieur en ce qu'il se conserve indéfiniment, est impénétrable aux liquides, comprime uniformément les tissus ; convient au pansement des petites plaies de la face chez les enfants et des parties génitales.

Pichi *(fabiana imbricata*, Solanées) : modificateur et calmant des voies urinaires (cystite, prostatite, urétrite blennorragique). Décoction de la drogue à 20 pour 1000, 2 à 3 tasses par jour ; mais surtout *extrait fluide*, 3 fois *pro die*, une cuillère à café dans de l'eau sucrée et même pur.

Picrol, diiodrésorcine monosulfate de potasse, antiseptique non toxique, amer, analogue du sozoiodol.

Pipérazine (diéthylène diamine), employée sous la forme de chlorhydrate ; les deux sont solubles ; 1 à 3 grs par jour en solution aqueuse comme dissolvant urique contre la goutte et la gravelle.

Pipérazidine : aujourd'hui syn. de piperazine.

Pixol : goudron de sapin solubilisé par un traitement avec le savon de potasse et la potasse caustique ; *dermatique, antiprurigineux* en solution aqueuse à 10 pour 100.

Polysolves ou **solvines** : synonymes d'acide sulforicinique ou plutôt de sulforicinates alcalins (v. mon Traité de thér., 858, t. I).

Propylcrésol, syn. de thymol; en indique la constitution.

Pyoctanines : 1° *Pyoctaninum cœruleum* ou violet de méthyle (v. plus loin); 2° *P. aureum* ou auramine (v. plus haut).

Pyrétine américaine : mélange d'antifébrine, caféine, carbonate de chaux, bicarbonate de soude, des traces de carbonate de potasse (v. Antikamnia).

Pyridine : liquide incolore, volatil, d'odeur pénétrante; asthme quelquefois soulagé par les inhalations de 4 ou 5 grs versés sur une assiette.

Pyrodine appartient au groupe toxique des hydrazines que le praticien doit rejeter (v. mon Traité).

Pyrogallol-bismuth (v. Bismuth [pyrogallate de]).

Pyrrol tétraiodé (v. Iodol).

Quebracho blanc (Écorce de), apocynée officinale en Autriche, 2 à 4 grs *pro die* de teinture ou d'extrait fluide; antidyspnéique.

Quinéthyline supérieure à la quinine comme antipyrétique, malaria.

Quinine (Chlorhydrosulfate de) de Grimaux comme le précédent et le suivant; sol. dans poids égal d'eau à 15° ; propre aux inject. hypodermiques.

Quinopropyline plus toxique; ne doit pas être employée à dose élevée; est surtout antithermique (états infectieux).

Résol : goudron de bois saponifié par la lessive de potasse avec addition d'alcool méthylique.

Résopyrine : combinaison moléculaire de résorcine et d'antipyrine : insoluble dans l'eau.

Résorbine : excipient de pommade ; entrent dans sa composition de l'huile d'amande douce très pure, un peu de cire, de la gélatine, du savon, de l'eau ; la résorbine est miscible avec toutes les graisses, avec la lanoline ; elle facilite la pénétration des médicaments dans l'épaisseur de l'épiderme.

Résorcine (métadihydroxybenzol) ; cristaux incolores, amers et sucrés, solubles dans l'eau. *Intus* antisept. intest. à 3 grs *pro die* à l'état bien pur (resorcinum purissimum resublimatum). *Extra* : sol. 1 à 3 pour 100 contre la blennorragie ; dans *dermatoses* pommade à la vaseline au 10°. Conserver les préparations à l'abri de la lumière, la substance étant. très altérable.

Résorcinol : mélange de résorcine et d'iodol.

Résorcylalgine : produit de condensation de l'antipyrine et de la résorcine.

Rétinol ou rosinol, ou *huile de résine* : hydrocarbure liquide résultant de la distillation sèche de la colophane ; liquide brun plus ou moins foncé ; bon dissolvant, peut être employé pur (vaginite).

Rhodalline (v. Thiosinamine).

Rixoline, mélange de pétrole et d'essence légère de camphre.

Rosinol (v. Rétinol).

Rubidium : les sels de rubidium seraient mieux supportés par l'estomac que ceux de potassium, notamment l'iodure. Même dosage des deux iodures.

Saccharine ou benzolsulfinide ou anhydride de l'acide orthosulfamine-benzoïque ; cristaux incolores difficilement solubles dans l'eau froide. D'une saveur sucrée intense, elle sert comme correctif, utile chez les diabétiques ; c'est en même temps un antiseptique gastro-intestinal, 5 centigr. de saccharine sont l'équivalent d'un morceau de sucre.

Salacétol ou salicylacétol, semble devoir moins exposer à des accidents que le salol, lequel se dédouble en acide salicylique et en phénol ; le sala-cétol se dédouble en acide salycilique et en acétol ; ce dernier est lui-même rapidement décomposé et éliminé sous la forme d'acétone. Le dédoublement du salacétol se fait, comme pour le salol, dans le duodénum, c'est-à-dire en milieu alcalin. L'élimination de 2 grs de salacétol commence après demi-heure, est achevée après 24 heures. La désinfection intestinale est augmentée par l'huile de ricin (2 à 3 grs pour 30 grs d'huile de ricin à jeun, tous les 2 à 3 jours); diarrhée cholériforme, dysenterie. Le salacétol à même dose réussit également contre le rhumatisme.

Salicylaldéhyde–méthylphénylhydrazine (v. Agathine).

Salicylamide (amide de l'acide salicylique); peu soluble dans l'eau ; indications du salicyl. de soude; 1 gr. en 24 heures, par cachets de 15 à 20 centigr.

Salicylate d'acétylparamidophénol (v. Salophène).

Salicylate d'antipyrine (v. Salipyrine).

(Sous) salicylate de bismuth, mêmes doses, mêmes propriétés et indications que le sous nitrate.

Salicylate de magnésie, (v. Magnésie [salicylate de]).

Salicylate de naphtol (v. Bétol).

Salicylate de phényl (v. Salol).

Salicylate de soude et de caféine que peut remplacer la solution de caféine et de salicylate de soude (v. Caféine).

Salicylate de soude et de théobromine (Diurétine) (v. Théobromine).

Salicyléthylanilide et salicylméthylanilide, l'une et l'autre constituent une poudre blanche, inodorante, insapide, peu soluble dans l'eau ; 0,50 à 1 gr., en cachet, 2 fois *pro die;* rhumatisme articulaire aigu.

Salinaphtol (v. Bétol).

Saliphène ou **Salicylphénétidine**; dérive de la phénacétine.

Salipyrine ou salicylate d'antipyrine, poudre blanche, inodorante, saveur astringente, douce, peu soluble dans l'eau ; 0,50 à 1 gr. *pro dosi;* 3 grs *pro die*. Indications en rapport avec ses composants; rhumatisme; pré-tendu spécifique de l'influenza; antimétrorragique.

Salocolle ou salicylate de phénocolle ; poudre en cachet, 1 à 2 grs plusieurs fois par jour ; antipyrétique.

Salol ou salicylate de phénol; poudre insoluble dans l'eau ; se dédoublerait ordinairement en ses composants dans la partie supérieure de l'intestin ; antiseptique externe et interne; résiste aux assauts de ses nombreux et prétendus succédanés. *Intus pro dosi* 0,50 à 1 gr. ; *pro die* 5 à 6 grs ; diarrhée cholérique; sur les plaies peut être employée en nature.

Salophène ou salicylate d'acétylparamidophénol; poudre cristalline, blanche, inodorante, insapide, presque insoluble dans l'eau. *Intus* en cachet de 1 gr., 3 à 6 par jour; remplirait toutes les indications du salicylate de soude sans nul de ses inconvénients, avec, cependant, une efficacité moindre, vu la moins grande quantité d'acide salicylique qu'il représente à poids égal; conviendrait tout particulièrement à la pratique infantile.

Salumine ou salicylate d'alumine, insoluble dans l'eau ; mais le salicylate d'alumine et d'ammoniaque est soluble dans l'eau ; l'un et l'autre utiles, surtout ce dernier, en insufflations et badigeonnages dans l'ozène, la pharyngite sèche.

Sanguinal : préparation sanguine de comp. inconnue.

Sanotol : acide crésolo-sulfurique non dépuré.

Saprol : liquide analogue au goudron, huileux, d'odeur phéniquée; composants : phénol, crésols, hydrocarbures légers, pyridine et autres bases. Désinfectant bon marché des fèces infectieuses. La proportion de saprol nécessaire est, relativement à la masse à désinfecter, de 0,1 à 1 pour 100 ; nul besoin d'agiter cette dernière.

Scopolamine (Chlorhydrate et bromhydrate de); cet alcaloïde, très répandu dans plusieurs solanées, constitue les prétendues hyoscines du commerce; a toutes les propriétés de l'hyoscine vraie et de l'atropine ; il est à préférer à tous les alcaloïdes des solanées comme mydriatique et antiphlogistique, surtout à l'atropine. La scopolamine n'aurait nul des inconvénients de cette dernière; bien plus serait le remède de l'empoisonnement par l'atropine ; elle n'augmente pas la pression intra-oculaire, n'est donc pas contre-indiquée comme l'atropine dans le glaucome. Les solutions doivent être de 1 à 2 pour 1000. La longue durée de la mydriase scopolaminique fait rejeter son emploi lorsqu'on veut provoquer la mydriase dans un but de diagnose ; dans ce cas, le collyre cocaïnique convient le mieux.

Sédatine, autrefois syn. d'antipyrine, désigne aujourd'hui la p. valéryl-phénétidine, qui dérive de la phénacétine.

Seneçon vulgaire : emménagogue.

Séquardine : extrait testiculaire stérilisé.

Soltinol : constitution inconnue.

Solutol où solution *alcaline* de crésols dans le créosolate de soude; renferme 15 pour 100 de crésols libres ; désinfectant.

Solvéol ou solution *neutre* de crésols dans le crésotinate de soude; 10 pour 100 de crésols libres ; désinfectant. Solutol et solvéol sont à rapprocher de la créoline et du lysol (v. plus haut); mais ce dernier est beaucoup plus riche en crésols libres, 50 pour 100.

Solvines (v. Polysolves).

Somnal (éthylchloraluréthane); simple mélange de chloral, d'alcool et d'uréthane. Dose : 1 à 2 grs.

Somatose : préparation d'albumose.

Soude (Chloro-borate de) ou borax effleuri traité par le chlore.

Soya; les graines de cette légumineuse très riches en matières protéiques et matières grasses, pauvres en sucre et en amidon, servent à la préparation d'un pain pour les diabétiques.

Sozal ou paraphénolsulfonate d'alumine; cristallin, astringent, de faible odeur phéniquée: antiseptique médiocre; sa solution au 100° employée en injections dans les suppurations, les abcès tuberculeux, les cystites.

Sozoiodols, composés d'acide sozolique (v. Aseptol) et d'iodol. Le sozoiodol ou acide sozoiodolique (ac. paraphénolsulfonique biiodé), antiseptique externe en solution à 2 à 3 pour 100. Les sozoiodols ou sozoiodolates de potasse, de soude, de zinc, de mercure employés dans la pratique viennoise.

Spartéine (Sulfate de); alcaloïde du genêt à balai, qui, outre son action cardiaque *intus*, paraît en solution (0,10 à 0,15 : 2 à 4 grs d'eau), appliquée à la périphérie, comme le gaïacol en badigeonnage, avoir quelquefois sans être absorbé, une action antipyrétique (érysipèle). La dose *pro die* cardiaque est de 0,05 à 0,15, sous forme de pilule de 0,05.

Spermine ou éthylénimine(?) retirée des testicules de grands animaux. Employée en injection hypodermique sous la forme d'une solution renfermant 2 pour 100 de chlorhydrate de spermine.

Stérésol, solution de gomme laque, de benjoin, de baume de tolu dans l'alcool avec adjonction de carbol ou de naphtol; c'est comme un vernis antiseptique, bactéricide, applicable sur les muqueuses, c'est-à-dire là où tout pansement est impossible.

Stérilisateur : vinaigre aromatique renfermant les acides chlorhydr., tartrique, citrique libres plus de la saccharine.

Strontium ; les sels de strontiane, comme sels alcalins, paraissent avoir sur l'estomac une action favorable, ou plutôt être bien tolérés par les voies digestives; ceux les plus usités sont les bromure, iodure, lactate, tous solubles. Le lactate, à la dose de 10 grs *pro die*, fait diminuer remarquablement l'albuminurie; aucun sel de strontium n'est diurétique. Le bromure de strontium est un agent de la médication bromurée, en même temps qu'un neutralisant de l'acidité gastrique ; l'iodure de strontium convient à la médication iodurée, surtout si l'estomac tolère mal l'iodure de potassium, s'il existe un état dyspeptique acide. La dose moyenne de tous ces sels est de 10 grs par jour dans une solution au 5° édulcorée ou non avec du sirop d'écorce d'orange amère. Pureté des sels indispensable.

Strophanthus hispidus : 1° teinture de semences X à XX gouttes *pro die* en plusieurs fois ; 2° extrait, base de granules dosés à 1 milligr. actif à cette dose ; 3° *Strophantinine*, glycoside actif à 2 dixièmes de milligr; base de granules dosés à 1/10 de milligr. Indications de la digitale ; à prescrire aussi contre le goitre exophtalmique.

Stypage : Anesthésie locale par refrigération au moyen d'un morceau de coton sur lequel on vient de projeter un jet de chlorure de méthyle.

Styrakol ou éther gayacol-cinnamique, essayé contre la tuberculose comme ses deux composants.

Sucrol (v. Dulcine).

Sulfaminol ou thiooxydiphénylamine, parent du bleu de méthylène ; poudre jaune pâle, inodorante, insapide, insoluble dans l'eau; en us. ext. comme poudre à saupoudrer.

Acide sulfanilique, poudre anticatarrhale : ac. sulfanilique très pur 10 grs, carbonate de soude 8 grs 50, eau distillée 250 grs; 3 à 6 cuillerées à dessert par jour en 2 fois. — Coryza.

Sulfates de caféine et de sodium, ou de *lithium* ou de *strontium*, v. Symphorols.

Sulfocarbol (v. Aseptol).

Sulfonal ou diéthylsulfone-diméthylméthane; poudre cristalline, inodorante, insapide, très peu soluble dans l'eau, 0,50 à 1 gr. en cachet; ne pas dépasser 5 grs par jour. Hypnagogue efficace, commode, relativement inoffensif.

Sulfone (Onguent au), mélange d'axonge et d'acide sulfurique concentré.

Symphorols, ce nom bizarre désigne de nouveaux diurétiques : le symphorol N, le caféine-sulfate de natrium (Sodium) ; le S.-L., celui de lithium ; le S.-St., celui de strontium; la dose quotidienne en est de 4 ou 6 grs.

Syzygium jambulanum (v. Jambul).

Tannal, tannate d'alumine insoluble ; le tannotartrate d'alumine est très sol

Tannigène, combinaison de tanin et d'acétyle, poudre insapide, inodorante, insoluble dans l'eau, antidiarrhéique. Non seulement comme le tanin, il diminue les sécrétions intestinales; mais encore il durcit les fèces ; donc il surpasse le tanin en ceci, que son action se prolonge dans le gros intestin. Les doses de 0,50 en cachet sont le plus souvent suffisantes dans la *diarrhée chronique*; il échoue dans la diarrhée aiguë.

Tasi ou **tasis** *(morrenia brachystephana*, Asclépiadées), galactagogue de la République Argentine ; infusion de feuille et racine 30 : 200, ou décoction de fruits 40 : 200.

Tellurates de potasse et préférablement *de soude* comme moins toxique ; 2 à 6 centigr. le soir en pil. de 2 cent. ; contre les sueurs des phtisiques.

(Hydrate de) terpine ou essence de térébentine + 3 moléc. d'eau ; poudre cristalline, incolore, inodorante, d'un goût résineux, un peu amer, moins désa-gréable que l'essence de térébenthine, peu soluble dans l'eau; 0,50 à 2 grs par jour en pilules, en cachets; on prépare des élixirs dont la cuillerée à café ou la cuillerée à bouche représente 0,50 de terpine; diurétique, expectorant; bronchite chronique, coqueluche.

Tétronal, est un sulfonal (v. plus haut) dans lequel les 2 molécules méthyliques sont remplacées par 2 molécules éthyliques (diéthylsulfone-diéthylméthane), d'où 4 groupes éthyliques ; cristaux d'une saveur camphrée, peu solubles. Cachets de 0,25 à 0,50 ; 3 à 5 à demi-heure d'intervalle (v. plus bas Trional).

Teucrine, extrait du *teucrium scordium*, liquide brun noir, renfermé dans des tubes scellés à la lampe, d'une contenance de 3 grs. Ces 3 grs injectés dans le voisinage immédiat d'une localisation morbide (abcès froid, ossifluent, adénite fongueuse, lupus, actinomykose) y produisent comme une inflammation substitutive, transforment l'abcès froid en abcès chaud. Une réaction fébrile (38° à 40°) survient dans les 4 premières heures. La teucrine *intus* à la dose de 0,50 en capsules gélatin. est stomachique.

Théobromine du cacao (diméthylxanthine, la caféine étant une triméthylxanthine), diurétique, cardiaque vaso-dilatateur, la caféine lui étant inférieure à ce point de vue, parce qu'elle est vaso-constrictive. Dose 2 à 5 grs par jour en pastilles ou en capsules. Après 2 ou 3 jours, la remplacer par la digitaline 1 milligr. par jour.

Thermifugine, méthyltrihydrooxychinolinecarbonate de soude ; antipyrétique aux doses de 0,1 à 0,25 centigrs.

Thermine, ou chlorhydrate de tétrahydro-β-naphtylamine; soluble dans l'eau ; mydriatique, thermogène.

Thermodine (acétyl-éthoxyphényluréthane) est à rapprocher de la neurodine (v. plus haut); comme elle, à la fois antipyrétique et antinévralgique, cependant, devant lui être préférée comme antipyrétique ; un cachet de 0,50 à 0,75 le soir suffit à un abaissement de 2° à 2°,5.

Thilanine : lanoline brune soufrée, très visqueuse ; il en existe une moins visqueuse, plus apte à former des pommades, le *geschmeidiges Thilanin*.

Thioforme (θεῖος, soufre) ou dithiosalicylate de bismuth, donc congénère du dermatol ou sous-gallate de bismuth ; poudre légère, jaune, grisâtre, insapide, inodorante, insoluble dans l'eau, non toxique, siccative, antiseptique interne et externe : brûlures, ulcères de la jambe. *Intus :* cachets de 0,30. *Extra* en préparation au 10ᵉ, au 5ᵉ ; succédané de l'iodoforme.

Thiol ou ichthiol allemand obtenu par l'action du soufre sur l'huile de gaz ; le thiol liquide se prescrit comme l'ichthyol ; le thiol solide sert de poudre à saupoudrer 10 à 20 pour 100.

Thiophène (C^4H^4S) (v. ma Thérapeutique, t. I, p. 270).

Thiophène-sulfonate sodique, poudre blanche, en pommade 5 à 10 pour 100. Cosmétique, antiprurigineux.

Thiophène biiodé : 10 pour 100 ; succédané de l'iodoforme.

Thiosaprol, savon contenant du soufre chimiquement combiné.

Thiosinamine (allylsulfocarbamide ou allylthio. urée) ; en solution alcoolique à 15 pour 100 ; injectée hypodermiquement, 1/2 à une seringue Pravaz, elle ramollit, assouplit les tissus cicatriciels, résout les exsudats (lupus, rétrécissements de l'urètre, inflammations chroniques périutérines), éclaircit les opacités cornéennes.

Thiuret pharmaceutique ou paraphénolsulfate de thiuret ; le thiuret est un biuret sulfuré ; et le biuret lui-même égale 2 moléc. d'urée moins de l'ammoniaque ; prétendu succédané de l'iodoforme.

Thymacétine est, au point de vue de sa constitution chimique, au thymol, ce qu'est la phénacétine au phénol. Poudre cristalline, blanche, peu soluble. Mêmes indications, mêmes doses que celles de la phénacétine.

Thymol ou acide thymique (propyl-crésol) ; cristaux insolubles dans l'eau, rappelant le camphre ; antifermentescible, antiseptique désodorisant. Doses de l'acide phénique. Comme parasiticide, vermicide, a été donné à doses considérables jusqu'à 4 grs et plus, mais alors agir avec prudence ; contre le choléra des nourrissons 0,005 à 0,05 plusieurs fois par jour.

Thyroïdine, extrait sec de corps thyroïde du mouton ; 0,25 à 0,50 *pro die ;* donnée comme la thyroïde elle-même contre le myxœdème, la cachexie strumiprive, l'aliénation avec goitre, la syphilis maligne, l'obésité, etc.

Tolylhpynal ou chlorhydrate d'antipyrine.

Tolypyrine (paratolyldiméthylpyrazolon) cristaux incolores, très amers, solubles dans l'eau ; succédané de l'antipyrine ; collatéralité fâcheuse moindre que celle de cette dernière ; moins chère ; mêmes doses.

Tolysal ou salicylate de tolypyrine ; équivalent du précédent ; moins soluble que lui ; mêmes dosages et indications.

Trichlorure d'iode, poudre cristalline jaune orange ou paillettes transparentes ; odeur de brome ; soluble dans l'eau (1 : 5) ; pour l'usage externe en solution à 1 : 1000, à 1 : 1500 ; antiseptique, désinfectant ; récemment employé pour affaiblir les cultures de microbe, et les rendre propres à l'inoculation préventive (sérothérapie antidiphtérique).

Tricrésol (mélange des trois crésols) ; 1,50 à 2 grs *pro die* en capsules gélatineuses de 0,10 ; serait le seul antiseptique intestinal certain, sans parergie fâcheuse ; au moins 10 à 12 capsules dans la fièvre typhoïde.

Trinitrine ou nitroglycérine ; violent explosif, très toxique, qui en solution alcoolique au 100ᵉ est, à la dose de I à II gouttes trois fois par jour dans un peu d'eau sucrée, un vaso-dilatateur qui rend les plus grands services dans l'angine de poitrine ; l'administrer dans l'intervalle des accès ; l'on peut aller graduellement jusqu'à XX gouttes par jour de la solution au 100ᵉ, mais à la condition de ne pas dépasser II gouttes à la fois ; XX gouttes ne représentent certainement pas 0,01 de nitroglycérine ; mais cette dose d'0,01 *pro die* doit être qualifiée dose maximale. Pendant l'accès lui même, l'inhalation du nitrite d'amyle est préférable ; les asthmes bronchiques, la dyspnée urémique peuvent être également soulagés par la nitroglycérine.

Trional : diéthylsulfone-méthyléthylméthane, plus important que le tétronal (v. plus haut), l'un et l'autre dérivés du sulfonal. Poudre cristalline blanche, inodorante, amère, peu soluble dans l'eau ; à prendre en cachet à la dose d'1 à 2 grs ; produit plus rapidement le sommeil.

Tropacocaïne (benzoïltropéine) retirée du coca du Japon ; elle peut être également obtenue par synthèse comme la cocaïne ordinaire ; propriétés physiologiques et doses actives seraient les mêmes ; sa toxicité, cependant moindre. Mais il faudrait peut être distinguer : tropacocaïne naturelle et tropacocaïne synthétique. La cocaïne synthétique est, en effet, déjà moins toxique que la cocaïne naturelle.

Tuberculine, nom de la lymphe de Koch préparée avec les cultures du bacille tuberculeux, de même que la *malléine* est préparée avec les cultures du bacille de la morve *(malleus)*. Contrairement aux premières espérances, la tuberculine, comme la malléine, en injection hypodermique est plus propre à révéler la tuberculose (comme la malléine, la morve) qu'à la guérir ; les individus infectés seuls réagissent, et la réaction se traduit surtout par des phénomènes inflammatoires autour des foyers latents, d'où un état fébrile. La tendance actuelle est de considérer ici, comme l'élément actif, une toxine albuminoïde, une albumose secrétée par le microbe. Un rapprochement peut être fait entre la tuberculine, la malléine et l'élément actif de la vaccine ordinaire, du vaccin antirabique, du sérum immunisateur, même curatif (sérothérapie antidiphtéritique), quels que soient le procédé, le mécanisme par lequel l'immunité, la guérison se produisent. Pour le moment, l'on peut se borner à invoquer : 1° l'*accoutumance*, sans rechercher les causes les plus proches de cette accoutumance ; 2° une *modification du terrain* le rendant impropre à la germination, à la multiplication du microbe, à la production de ses effets nocifs, soit directement, soit en neutralisant les toxines sécrétées.

Tuberculocidine ou tuberculine purifiée ; serait moins pyrétogène.

Tuménol. De même que le radical de tuménol est le mot bitume débarrassé de sa première syllabe, de même ce nouveau dermatique est l'huile minérale brute débarrassée de ses acides et de ses bases, ensuite sulfonée par de l'acide sulfurique ; c'est un mélange de tuménolsulfone et d'acide tuménolsulfonique, ou *tuménol brut (lumenolum venale)*, masse visqueuse, d'odeur pénétrante, employée en solution aqueuse, en pommade, 2 à 5 pour 100. Le *tuménolsulfone* ou *huile de tuménol*, liquide jaune foncé, épais, insoluble dans l'eau est moins irritant. L'un et l'autre sont des dermatiques réducteurs (v. Traité de thérap., t. II, 586) énergiques, mais de médiocres parasiticides ; siccatifs, antiphlogistiques, antiprurigineux : eczémas humides, excorations, prurigo.

Ulexine syn. de Cytisine.

Ulyptol, mélange d'acides sacilylique et phénique, plus de l'essence d'eucalyptus ; antiseptique externe.

Ural ou **Uraline** ou chloral-uréthane, cristaux très amers bien que peu solubles dans l'eau ; hypnagogue 1 à 2 grs en cachet.

Uréthane (éther éthylcarbamique) ou éthyluréthane, cristaux blancs, inodorants, un peu amers, solubles dans l'eau ; hypnagogue à la dose de 2 grs; peut être injecté dans l'hypoderme en solution à 30 pour 100.

Uréthylane ou méthyluréthane ; moins prescrite que l'éthyluréthane ou uréthane proprement dite.

Uricédine de Stroschein, sel complexe, de composition inconnue, très soluble dans l'eau, légèrement acide, bien toléré par l'estomac dont il ne fixe qu'une portion minime d'acide chlorhydrique. Efficace contre la diathèse urique, bien qu'incapable par lui-même de dissoudre l'acide urique. Mais il communique, à doses élevées, à l'urine rendue alcaline, un pouvoir dissolvant considérable. (*Sem. méd.*, 208, 1893.)

Urophérine ou salicylate de théobrominelithium et de lithium ; 3 à 4 grs correspondent à 6 grs de diurétine ; 3 à 4 cuillerées à bouche par jour de : urophérine 10, potion 150 (v. Diurétine).

Valzine (v. Sucrol).

Vasogène ou vaseline (huile de vaseline ou vaseline liquide) oxygénée. Le vasogène est un liquide épais, brun jaune, alcalin, s'émulsionnant avec l'eau, avec les liquides et secrétions organiques, absorbable par la peau intacte, il dissout un grand nombre de substances (créosote, créoline, chloroforme camphre, iodoforme), et permet ainsi leur absorption par la voie cutanée intacte.

Vasogénine : onguent au vasogène.

Viburnum prunifolium, antidysménorréique, extrait fluide XX à XXV gouttes, quatre fois par jour ou teinture 1 : 5 à dose moitié moindre.

Violet de méthyle ou *pyoctaninum-cœruleum*, poudre verte, soluble dans l'eau qu'elle colore en violet. Même emploi antiseptique, même dosage que l'auramine.

Vitaline : solution glycérinée de borax.

Xylène ou *xylol* (diméthylbenzine), produit du goudron, 2 à 3 grs par jour, inusité.

Zinc-hémol (v. Hémol).

TABLE DES INDICATIONS

Aménorrhée : sénecon.

Analgésiques (v. Douleurs).

(Hypno) anesthésie : chloroforme Pictet et salicylide-chloroforme.

Angine de poitrine : trinitrine.

Antidiaphorétiques (v. Sueurs).

Antiseptiques : acétylamidosalol, antiseptol, aristol, antiseptine, (oxyiodure de) bismuth, (iodure de) carvacrol, créoline, crésyl, crésine, désinfectol, diaphtérine, crésylol, désinfectine, euphorine, europhène, diiodoforme, formol et formaline, iodol, izal, lorétine, losophane, lysol, iatrol, ac. iodobenzoïque, microcidine, naphtols, phénol, phénosalyle, picrol, salol, sozoïodol, thiophène biiodé, thiuret, thioforme, trichlorure d'iode, ulyptol (v. désinfectants).

Antiseptiques intestinaux : benzonaphtol, benzosol. créosotal, bismuth lorétiné, lactol, paraforme, salicylate de magnésie, saccharine, salacétol, salol, tricrésol-violet de méthyle.

Antisept.-bromhopulmonaire : myrtol.

Antithermiques (v. Antipyrétiques).

Asthme : pyridine, quebracho.

Blennorragie : argentamine, gallobromol, résorcine, rétinol.

Cancer : auramine, cancroïne, jurubèbe (dyspepsie symptomatique).

Céphalalgie : gelsémine (v. neurasthénique), héadine.

Cœur (Malaies du) : adonidine, cactus, caféine, cardine, digitalinum verum, iodocaféine, iodothéobromine, strophanthus.

(Anti) convulsivant : bromèthylformine

Coryza : mentholine, acide sulfanilique.

Dents (Douleurs de): algontine.

Dermatoses : gallacétophénone, gallanol, hydroxylamine, ichtyol, résorcine, thiol, tuménol.

Désinfectants : saprol (fèces), solutol, solvéol, stérilisateur (v. Anti*septiques*)

Diabète : aleurone, lévulose, dulcine, jambul, légumine, saccharine, soya.

Diarrhée : salicylate de bismuth, salol (d. cholér.), thymol (choléra infantile), acide lactique, tannigène (v.Antisept.int.).

Diphtérie : papaïne.

Diurétiques : caféine-sulfonates, diurétine, (salicylate de) lithium, iodocaféine, iodothéobromine, théobromine, lithium-diurétine, phédurétine, symphorols, urophérine.

Douleur : antikamnia, antinervine, antipyrine, apocodéine, exalgine, sédatine. *Analgésique local* : chlorure d'éthyle.

Dysménorrhée : viburnum prunifolium.

Dyspepsie : lactopeptine, légumine, papaïne, sels de strontium; orexine (anorexie). jurubèbe, condurango (d. symptomat.).

Emménagogues (v. aménorrhée).

Erysipèle : bromoforme, chlorophénol, spartéine.

Expectorant, (hydrate de) terpine.

Fièvre, hyperthermie : agopyrine, antifébrine, antipyrine, benzaniline, lactophénine, malacine, méthacétine, phénacétine, phénocollé, pyrétine, quinopropyline, salocolle, thermifugine, thermodine, thymacétine, tolypyrine, tolysal —*antipyrétiques ext. :* gaïacol, spartéine.

Galactagogues : tasi.

Goutte : phenocolle, pipérazine, uricédine (v. Gravelle).

Goitre exophtalmique : strophanthine.

Gravelle : salicylate de lithium, lycétol, lysidine (v. Goutte).

Hémorragie : cornutine, (gallate d') ergotine, hamamélis, hysdrastis, hémostatine, salipyrine.

Hyperthermie (v. Fièvre).

Influenza : salipyrine.

Insomnie : antipyrine, chloralamide, chloralose, hypnone, paraldéhyde, somnal, sulfonal, tétronal, trional, ural, uréthane.

Isolants : cristalline, épidermine.

Mal de mer : chlorobrome.

Malaria bleu de méthylène, hélénine, phénocolle, quinéthyline, chlorhydrosulfate de quinine.

Migraine : cytisine, éthoxycaféine, menthol, migrainine, phédurétine.

Morve : malléine, morvine.

Myxœdéme : hémostatite, thyroïdine.

Névralgie : aconitine, bleu de méthylène, exodine, neurodine (v. Douleurs).

Ozène : menthol, salumine, salol.

Paralysie agitante, (sulfate de) duboisine.

Prurit : menthol, pixol, thiophène-sulfonate-sodique,

Purgatif : Cathartine.

Résolutif : (Tri) iodure de caféine, thiosinamine.

Rhumatisme : acétylamidosalol, ac. diiodsalicylique, antipyrine, asaprol, bétol, caféine-chloral, dithiosalicylate de soude, malacine, salicylamide, salicyléthylanilide, salol, salophène.

Sueurs profuses : ac. camphorique, agaricine, tellurates.

Toniques : cardine, ferratine, glycérophosphate, hémalbumine, hémol, sanguinal, séquardine, somatose, spermine, thyroïdine.

Toux : antispasmine, bromoforme, hélénine.

Tuberculose : bleu de méthylène, tuberculine, créosote, gaïacol, hélénine, oléocréosote, oléogaïacol, essence de menthe, ozone, styrakol, tuberculocidine.

Tuberculose locale : teucrine.

Ulcère : losophane, indigo,

Voies urinaires : pichi (v. Goutte, Gravelle).

A LA MÊME LIBRAIRIE

Traité de Médecine, publié sous la direction de MM. Charcot, professeur de clinique des maladies nerveuses à la Faculté de médecine de Paris, membre de l'Institut, Bouchard, professeur de Pathologie générale à la Faculté de médecine de Paris, membre de l'Institut, Brissaud, professeur agrégé à la Faculté de médecine de Paris, médecin de l'hôpital Saint-Antoine, par MM. Babinski, Ballet, P. Blocq, Boix, Brault, Chantemesse, Charrin, Chauffard, Courtois-Suffit, Dutil, Gilbert, L. Guinon, Georges Guinon, Hallion, Lamy, Le Gendre, Marfan, Marie, Mathieu, Netter, Œttinger, André Petit, Richardière, Roger, Ruault, Souques, Thibierge, Thoinot, Fernand Widal. 6 volumes gr. in-8 avec nombreuses figures dans le texte (en souscription) . . . . 125 fr.

Traité de Thérapeutique chirurgicale, par Em. Forgue, professeur d'opérations et appareils à la Faculté de médecine de Montpellier, et P. Reclus, professeur agrégé à la Faculté de médecine de Paris. 2 vol. gr. in-8 avec 368 fig. 32 fr.

Traité théorique et pratique d'Hydrothérapie médicale, par le Dr Bottey, médecin de l'établissement hydrothérapique de Divonne, ancien interne des hôpitaux de Paris et de la Salpêtrière. 1 volume in-8. . . . . . . 10 fr.

L'Hydrothérapie dans les maladies chroniques et les maladies nerveuses, par les Drs Béni Barde et Materne, médecins de l'établissement hydrothérapique de la rue Miroménil. 1 volume in-8. . . . . 8 fr.

Guide pratique d'Electrothérapie, rédigé d'après les travaux et les leçons du Dr Onimus, lauréat de l'Institut, par M. Bonnefoy, 3e édition, revue et augmentée d'un chapitre sur l'Électricité statique, par le Dr Danion. 1 volume in-18 diamant, avec 119 figures, cartonné à l'anglaise, tranches rouges. 6 fr.

Manuel de Thérapeutique, par le Dr Berlioz, professeur à la Faculté de médecine de Grenoble avec une préface de M. Bouchard, professeur à la Faculté de médecine de Paris. 3e édition, 1 volume in-18 diamant, cartonné toile anglaise, tranches rouges . . . . 6 fr.

Traité de Clinique thérapeutique, par le Dr Lyon, ancien chef de clinique à la Faculté de médecine de Paris. 1 volume in-8. . . . . 15 fr.

Thérapeutique appliquée. Consultations médicales sur quelques maladies fréquentes, par le professeur J. Grasset, de Montpellier. 2e édition, 1 volume in-18, reliure souple . . . . 4 fr.

Codex Médicamentarius. Pharmacopée française publiée par ordre du Gouvernement conformément à l'arrêté du 22 septembre 1882. 1 volume gr. in-8, cartonné à l'anglaise . . . . 7 fr. 50

Franco dans toute la France. . . . . 8 fr. 50

Supplément publié par ordre *du gouvernement conformément à l'arrêté d'août 1892*, cartonné à l'anglaise . . . . 1 fr. 50